# EAUX DE PLOMBIÈRES

# EAUX

## DE

# PLOMBIÈRES

MONTAIGNE
LES CHEMISES D'ISABEAU DE BAVIÈRE
UNE FAUTE DU PHARMACIEN ROUVROY, SON ÉCOLE
LE D<sup>r</sup> LHÉRITIER, SES DOCTRINES
LE LIVRE ROUGE

PAR

## M. L. TURCK

DOCTEUR-MÉDECIN A PLOMBIÈRES

PARIS

IMPRIMERIE DE E. DONNAUD

RUE CASSETTE, 9

1861

# EAUX DE PLOMBIÈRES



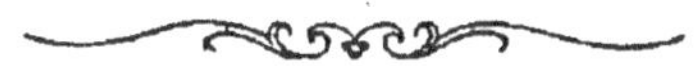

A la fin du XVIᵉ siècle, Montaigne disait :« j'ay veü par occasion de mes voyages quasi tous les bains fameux de la chrestienté, et, depuis quelques années, ay commencé à m'en servir ; car en général j'estime le baigner salubre et croy que nous encourons non légères incommoditez en notre santé pour avoir perdu cette coustume, qui était généralement observée au temps passé, quasi en toutes les nations et est encores en plusieurs de se laver le corps tous les jours, et ne puis pas imaginer que nous ne vaillions beaucoup moins de tenir ainsi nos membres encroustez et nos pores estoupez de crasse. » Depuis

cet homme illustre, l'usage des bains a été en s'amoin-
drissant beaucoup encore, par suite surtout de l'ha-
bitude de porter une chemise sur la peau, ce qui
était si rare à la fin du XIVe siècle, dans le nord et
dans l'est de la France surtout, qu'au nombre des
objets d'un luxe extravagant, reprochés à la trop
fameuse Isabeau de Bavière, on comptait deux chemises de toile de chanvre.

Malheureusement, les médecins du moyen âge et
de la renaissance ne nous ont pas transmis tout ce
que l'antiquité leur avait légué de bonnes traditions
sur les effets du bain, de sorte qu'aujourd'hui cette
question est encore toute neuve. Autrefois, on prenait non-seulement beaucoup de bains, mais on
prenait aussi des bains très-longs. A Pfeffers, en
Suisse, par exemple, on ne craignait pas de passer la
saison entière dans l'eau chaude, sans en sortir ni le
jour ni la nuit. On reste encore de six à huit heures
par jour dans les bains de Louesche : dans ma jeu-
nesse, on y restait dix et douze heures, et on y gué-
rissait des maladies qu'on ne sait plus y guérir
maintenant. Autrefois, on passait la journée entière
et souvent la nuit dans les bains de Plombières.
Voici ce qu'un balnéologue célèbre, Baccius, disait à
la fin du XVI siècle de ce dernier therme : *Sunt
enim hæc balnea, ob mirandas utilitates, non Galliæ
modo ac Germaniæ, verum etiam apud longinquas
alias nationes celeberrima. Huc, claudi comportan-
tur, tremuli, stupidi, inflati, malo habitu affecti
et qui jam, e longinquo quopiam morbo, salutem*

*desperantes, in probaticam veluti piscinam descendunt.*
*frigidis, humidis curatuque difficilibus ulceribus*
*conferunt... dolores artuum obolent, serpentia inter*
*cutim ulcera sanant, leprœ, elephantiasique si per initia*
*sumatur balneum, unice prosunt. Cancro medentur et*
*exhinc, malignis aliis ulceribus, sinusis, phagedenicis*
*cariosisque in osse ac fitulosis optiam faciunt.* A la
même époque, le grand Ambroise Paré proclama que
les eaux de Plombières étaient, avec celles de Spa,
le plus excellent remède aux maladies des femmes.
C'était alors que l'on *grenouillaït* (Berthemin) du
matin au soir dans le bain, que l'on y prenait ses
repas, que l'on y passait quelquefois le jour et la
nuit. Cette grande et légitime réputation des eaux
de Plombières s'est certainement beaucoup amoin-
drie au siècle dernier et de nos jours. Les graves
maladies de la peau, les ulcères, les caries osseuses
n'y sont plus envoyées, et je suis le seul médecin
peut-être qui ait continué à y soigner la folie et l'hy-
dropisie. Est-ce que, par hasard, nos eaux n'ont plus
les mêmes propriétés, la même composition qu'aux
siècles précédents? Elles n'ont pas varié, il n'y a eu
de changé que la manière de les prescrire. Plombières a été incendié à la fin du xvᵉ siècle et ce ne
fut qu'au commencement du xviiiᵉ que le duc
Léopold Iᵉʳ fit achever la restauration de ses bains
sous la direction d'un pharmacien du lieu, le sieur
de Rouvroy. Malheureusement ce dernier diminua
de beaucoup l'étendue de la piscine où tout le monde
se baignait alors, et en augmenta considérablement

ainsi la température, à ce point même que dans le haut de cette piscine, là où l'eau chaude arrivait en plus grande abondance, cette eau brûlait la peau, la couvrait promptement de phlyctènes. Depuis cette époque, on ne put plus prescrire que des bains courts et très-souvent partiels. On insista davantage sur la boisson de l'eau dont on avait du reste toujours fait usage et on donna à l'intérieur les drogues les plus incendiaires. Ce fut une des époques brillantes de la polypharmacie; dès lors aussi on dut recommander beaucoup de prudence aux personnes qui faisaient usage des eaux, les bains chauds trop prolongés pouvant entraîner les accidents les plus graves.

Une modification aussi fàcheuse n'aurait pas été admise deux siècles plus tôt, quand l'usage des bains tièdes était général : on aurait forcé le Rouvroy de l'époque à maintenir le bain dans ses anciennes limites, et Plombières aurait continué à guérir à l'aide des immersions prolongées, la folie, les ulcères, les nécroses, la lèpre, l'éléphantiasis; on y aurait beaucoup mieux soigné aussi les maladies chroniques du ventre et du bas-ventre qu'on n'a pu le faire pendant le dernier siècle. Quel a été le mobile qui a guidé le sieur de Rouvroy? voulait-il seulement éloigner le bain de sa maison? Cela n'est pas probable. Il n'avait sans doute pas reçu du duc Léopold assez d'argent pour restaurer complétement la grande piscine romaine. Quel qu'ait été son motif, il est à déplorer beaucoup par les fàcheux résultats qu'il a eus; en effet, pendant les trois quarts du xviiie siècle, on ne prenait plus à Plombières que des bains chauds, courts par conséquent, et très-souvent partiels dont on sortait baigné de sueur. Ces bains, souvent d'une grande utilité, sont souvent aussi très-nuisibles, et ils ont besoin d'être toujours surveillés de la manière la plus active par un médecin expérimenté. Cet état de choses dura jusqu'après la construction du bain tempéré en 1772. On y établit une piscine qui n'avait que de 27 à 28 degrés Réaumur, 34 à 35 degrés centigrades. Là on reprit l'usage des bains plus longs ; beaucoup de personnes y passaient trois, quatre ou cinq heures, mais pas davantage, parce qu'on vidait cette piscine tous les jours, dans la matinée et on la remplissait ensuite d'eau chaude qu'on laissait refroidir pour le bain du lendemain. On dut donc ne revenir qu'à demi aux anciens usages et renoncer aux bains de la journée entière. Quand j'ai commencé l'exercice de la médecine à Plombières, cette manière de prendre le bain durait encore ; un grand nombre de malades arrivaient dans la piscine tempérée dès trois ou quatre heures du matin, et y restaient jusqu'à huit ou neuf heures. Cela était parfaitement toléré alors par l'administration des bains ; mais comme le nombre des malades augmentait d'année en année, le préfet fixa bientôt à trois heures seulement la durée des bains de piscine, durée maintenant réduite à deux heures. Les modifications dans le tarif des bains ont été, pour les malades peu aisés surtout, un véritable malheur, car plus on s'éloigne des usages des xv, xvi° et xvii° siècles, plus on diminue la durée de nos bains, plus on amoindrit leurs propriétés curatives.

Tous les ouvrages qui ont été écrits au xviii° siècle sur le mode d'action des eaux de Plombières, n'ont parlé que des propriétés des bains chauds, ont insisté sur les précautions nécessaires pour les prendre utilement, et nul, jusqu'à moi, ne s'était aperçu de l'énorme différence qui existait entre le Plombières du siècle dernier et le Plombières des siècles précédents. Cette confusion s'est continuée par quelques écrivains jusqu'à nos jours; cela tient à ce que ces médecins n'ont pas suffisamment étudié le mode d'action du bain à ses diverses températures, et n'ont pas appliqué ces études premières à leurs recherches sur le mode d'action de nos thermes. Pourquoi faut-il qu'à la tête de ces médecins attardés je sois obligé de placer l'inspecteur actuel des eaux de Plombières, le très-honoré docteur Lhéritier; nous lui devons cependant trois ouvrages sur nos eaux. Le premier, publié en 1853, s'occupe surtout du rhumatisme et de son traitement à Plombières. Si je me permets de critiquer ici le très-savant docteur, c'est que sa position officielle donne aux nombreuses erreurs qu'il a commises une plus grande importance, en ce qu'elles pourraient se propager à l'abri de son nom et de ses titres, et nuire beaucoup ainsi à nos établissements, aux malades qu'ils reçoivent et aux progrès si désirables de la science hydrologique. Les preuves abondent pour établir que M. Lhéritier est de l'école du pharmacien Rouvroy. Et d'abord, il ne connaît ni les bains frais, ni les bains tièdes. « Dans le bain frais, nous dit-il, c'est-à-dire *dans l'eau chauffée au-dessous de la température du sang*, et il souligne ces mots, on éprouve les effets suivants : diminution du volume du corps, ralentissement de la circulation et par conséquent des battements du pouls : pâleur du visage, rides de la peau, sentiment de refroidissement, etc. » Eh bien, la chaleur animale prise dans le rectum et la bouche est environ de 29 degrés 1/2 Réaumur ou de 37 degrés centigrades; il suit de là qu'un bain chauffé à 28 degrés 1/2 Réaumur et même à 29 est pour M. Lhéritier un bain frais; singulière fraîcheur que la température la plus élevée des régions tropicales. « Dans le bain tiède, nous dit-il plus loin, c'est-à-dire dans le bain chauffé à une température à peu près égale à celle de la peau, etc. » Il serait curieux de connaître la température de la peau de M. Lhéritier; il la croit sans doute égale à celle du sang. Son bain tiède est bien celui du pharmacien Rouvroy, c'est le bain chaud de tous les praticiens; aussi M. Lhéritier recommande, comme Rouvroy et son école, beaucoup de précautions en prenant nos bains. Il ne veut pas que l'on commence la cure au débotté, même quand on est robuste. Il veut que les malades délicats ne se baignent que tous les deux jours; à tous ceux qui ont mauvaise langue, il conseille un purgatif ou un éméto-cathartique au début; aux malades forts, des saignées générales ou locales ; n'est-ce pas du Rouvroy tout pur ? C'est par suite de ces opinions bien fausses, que d'une manière générale M. Lhéritier a fait diminuer, à peu près de moitié, la durée des bains et des douches des malades de l'hospice. C'est pour ces pauvres gens dont la santé est l'unique fortune, une grande calamité : c'en est également une pour les personnes riches condamnées aussi à ces bains écourtés et qui restant dans l'eau un quart d'heure ou une heure ne peuvent jamais se guérir, pour peu que la maladie qui les amène ait quelque gravité. Il me suffira, j'aime à le croire, de signaler au savant M. Lhéritier des erreurs aussi préjudiciables à ses malades et à l'avenir de Plombières, pour qu'il ait hâte de réformer sa pratique médicale sous ce rapport.

Dans son *Traité du rhumatisme*, M. Lhéritier nous raconte qu'un médecin de Plombières, notre bon et honorable confrère M. le docteur Grillot, a guéri un malade d'un rhumatisme *général* en lui faisant prendre des bains et des douches avec de l'eau du bain des Romains, que l'on sait être, ajoute-t-il, à 48 degrés Réaumur ; mais un homme qui tomberait dans un bain à cette température, n'y restat-il que quelques secondes, mourrait dans la journée des suites d'une affreuse brûlure. On éviterait d'aussi déplorables erreurs, comme je l'ai déjà dit à M. Lhéritier, en obligeant à des études préparatoires et à des examens spéciaux les médecins qui désirent devenir inspecteurs des eaux minérales, si l'inspection est conservée, ce que je ne désire ni dans l'intérêt des malades, ni dans l'intérêt de la science.

Je viens de parler des doctrines balnéologiques de
M. Lhéritier. Que dirai-je d'un petit livre rouge qui
se vend à toutes les gares de chemins de fer et que
l'on vend aussi à Plombières chez M^me Blaise, libraire,
à la porte même du docteur. Ce livre, qui ne coûte
que la bagatelle de deux francs, est intitulé : *Plombières et ses environs.* Il a été écrit par un ami de
l'inspecteur, dans le but bien avouable, sans doute,
de démontrer à tous le haut mérite de M. Lhéritier
et de l'indiquer exclusivement comme le seul médecin administrant, ou sachant administrer les eaux de
Plombières. On y trouve le nom du savant docteur
cité à toutes les pages, presque toujours avec ces
phrases élogieuses. Je transcrirai celle-ci comme
une des plus remarquables. « Le docteur Lhéritier, qui sur les eaux de Plombières en remontrerait
à l'académie des sciences, pense, etc. » N'est-ce pas
charmant d'invention et de naïveté? Combien cela
dépasse en mérite ce médecin qui a imaginé de pu-
blier dans le journal de son département l'éloge des
malades qu'il a perdus et l'éloge des parents qui leur
survivent !

L'ancien maître en pharmacie de M. Lhéritier, le
fameux fabricant de bonbons purgatifs, M. Duvigneau, peut se faire afficher à la 4^e page de tous les
journaux, il est négociant, cela lui est permis. Un
médecin est tenu à plus de réserve et la réclame qui
peut faire sa fortune ne l'honore jamais; mais le livre
rouge n'est pas une réclame, je le soutiendrai envers
et contre tous : c'est une preuve touchante, de

bonne, de sincère et probablement de reconnaissante
amitié. Cependant, je ne connais pas, et je dois l'a-
vouer, d'autres médecins inspecteurs d'eaux miné-
rale ayant un livre rouge. C'est qu'ils ne savent pas
qu'un livre pareil n'est pas la 4ᵉ page d'un journal.
Ah ! si les journaux avaient 5 pages, les livres rouges
pourraient y figurer avec honneur. C'est une question d'avenir sans doute.

Je viens de dire que le premier maître de M. Lhéritier, à Paris, avait été le pharmacien Duvigneau. Je
connais beaucoup de médecins très-instruits, très-
honorables, qui ont commencé l'étude de la médecine par celle de la pharmacie, et je me plais à re-
connaître que c'est une chose excellente quand de
fortes études médicales, soutenues par un bon juge-
ment sont venues modifier nos premières leçons et
réduire à leur juste valeur l'importance exagérée que
certains pharmaciens attachent à leurs remèdes ;
mais quand, dans le *Traité du rhumatisme par les eaux
de Plombières*, je trouve les passages suivants, ne
suis-je pas en droit de dire à M. Lhéritier qu'il est bien
plus pharmacien que médecin, ou mieux, que dans
cet ouvrage il n'est pas médecin du tout ? « Nous re-
cherchons par quels moyens nous devons combattre
ce composé d'actions morbides que nous avons décrit
sous le nom de débilité cachectique, nous nous arrê-
tons aux médicaments capables d'augmenter le ton des
organes, de relever les puissances vitales déprimées
et de les ramener au type qui constitue la santé....
On épuise alors sur le malade la vertu des quinqui-

nas, du colombo, des ferrugineux, du quassia amara,
en un mot, de tous les toniques.… Un homme est
dyspeptique, un second a le foie volumineux, un
troisième a la rate tuméfiée, et tous les trois malades
depuis dix-huit mois et même deux ans offrent les
traits caractéristiques de l'asthénie générale; songe-
rez-vous à l'estomac de l'un, au foie ou à la rate des
autres, quand vous aurez à vous décider sur le choix
des agents thérapeutiques auxquels vous vous pro-
posez de les soumettre? Oui, sans doute, pour y pui-
ser des renseignements secondaires.… Mais vous
n'irez pas plus loin, vous tirerez votre indication
principale et vous déduirez le traitement fondamen-
tal de vos trois malades, de l'impression qu'aura
produite sur vous la débilité cachectique.… N'allez
pas croire que ces idées nous soient soufflées par
cette grande *romancière* si connue du monde savant
et qui porte le nom de théorie. » A notre époque
je n'avais vu ces étonnantes doctrines, infidèles copies
de celles de l'Écossais Jean Brown, proclamées que
par un médecin en France et encore n'était-ce qu'à
côté des bonbons Duvigneau. Oh ! fatale 4e page ! Ce
médecin s'appelait le docteur Béneck. Après avoir
émis des idées aussi erronées, aussi fausses sur les
maladies, il ne faut pas s'étonner si M. Lhéritier ac-
cuse la théorie médicale d'être une grande romancière :
je le lui accorde pour la sienne que je trouve une
triste romancière.

Si l'auteur du Livre rouge est capable de juger
M. Lhéritier comme médecin, il lui a fallu, pour le

vanter, ainsi qu'il l'a fait, un dévouement bien rare et bien digne d'éloges. L'antiquité aurait élevé des statues à ce nouvel Oreste, elle en aurait élevé nécessairement aussi à son cher Pylade, au docteur Lhéritier.

Je termine, en faisant des vœux, pour que les médecins résidant dans les localités thermales, soient alternativement chargés, pour une année, de l'inspection gratuite des eaux et pour que les rapports publiés par elles, soient faits par ces médecins réunis en conseil. C'est ainsi qu'étaient administrées les eaux d'Aix, en Savoie, et qu'elles le seront encore si, comme j'aime à l'espérer, l'administration française a tenu compte des observations si vraies de M. le docteur Guillaud.

Dans un second article sur Plombières, je parlerai encore d'autres moyens également honorables de se faire une clientèle. Les inventeurs de si belles choses ne sauraient jamais être trop récompensés : le corps médical leur doit des couronnes :

> Te doctorum hederæ præmia frontium
>     Dis miscent superis,
> Nunc et in umbrosis fauno decet immolare lucis,
> Seu poscat agnâ, sive malit hædo.
>
> HORACE.

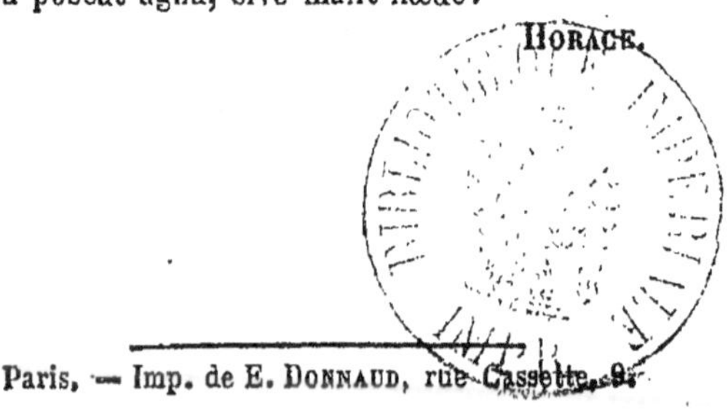

Paris. — Imp. de E. Donnaud, rue Cassette, 9.